DIMAGRIRE IN 6 SETTIMANE

INTRODUZIONE

Benvenuto al tuo programma di allenamento personalizzato per dimagrire! Questo programma è stato creato per aiutarti a raggiungere i tuoi obiettivi di perdita di peso in modo efficace e sicuro. Prima di iniziare, ricorda che è sempre consigliabile consultare un professionista del fitness o un medico per assicurarti che l'allenamento sia adatto alle tue condizioni fisiche e di salute.

Questo programma di sei settimane è stato progettato tenendo conto di diversi fattori, tra cui il dimagrimento sostenibile, l'aumento del metabolismo, il miglioramento della forza e dell'equilibrio, nonché la promozione di uno stile di vita sano. La combinazione di una dieta equilibrata e un allenamento regolare sarà la chiave per il tuo successo nel raggiungere i tuoi obiettivi di perdita di peso.

Ogni settimana del programma include una dieta giornaliera equilibrata che ti aiuterà a mantenere un deficit calorico moderato per favorire la perdita di peso. È importante notare che la dieta fornita è solo un esempio e può essere personalizzata in base alle tue preferenze alimentari e alle esigenze nutrizionali individuali. Assicurati di bere a sufficienza e di consumare alimenti nutrienti per sostenere il tuo corpo durante l'allenamento.

Oltre alla dieta, il programma include anche una serie di esercizi fisici da fare comodamente a casa. Questi esercizi sono stati selezionati per coinvolgere i principali gruppi muscolari del corpo, aumentare la resistenza cardiovascolare e accelerare il metabolismo. Sarà importante seguire le istruzioni per ogni esercizio e prestare attenzione alla corretta postura e all'esecuzione accurata per massimizzare i risultati e ridurre il rischio di infortuni.

Ricorda che il dimagrimento sano e sostenibile richiede tempo, impegno e coerenza. Rispettare il programma di dieta e allenamento settimanale, oltre a mantenere uno stile di vita attivo, ti aiuterà a raggiungere i tuoi obiettivi nel modo più efficace possibile. Sii paziente con te stesso e mantieni una mentalità positiva durante il percorso di perdita di peso.

Prima di iniziare il programma, assicurati di rivedere attentamente le tue condizioni fisiche e di adattare l'allenamento e la dieta alle tue esigenze individuali. Se hai preoccupazioni o dubbi, consulta un professionista del fitness o un medico per un'adeguata valutazione e consulenza.

Buon lavoro e in bocca al lupo nel tuo percorso di dimagrimento!

Lasciamo da parte i convenevoli e passiamo all'azione!

PRONTI ?

Settimana 1:

Giorno 1:

Colazione:

1 tazza di yogurt magro con frutta fresca tagliata
a pezzi
1 fetta di pane integrale tostato con una spalmata
di burro di arachidi
1 tazza di tè verde senza zucchero

Spuntino mattutino:

1 mela o 1 manciata di mandorle

Pranzo:

Insalata mista con verdure fresche (lattuga,
pomodori, cetrioli, carote) condita con olio
d'oliva e aceto di mele
100 grammi di petto di pollo grigliato
1 porzione di riso integrale

Spuntino pomeridiano:

1 yogurt magro o 1 frutto a scelta

Cena:

100 grammi di salmone al vapore o alla griglia

Verdure cotte a vapore (broccoli, cavolfiori, zucchine)
1 porzione di quinoa

Giorno 2:

Colazione:

1 tazza di fiocchi d'avena cotti con latte scremato
1 banana a fette
1 tazza di tè verde senza zucchero

Spuntino mattutino:

1 porzione di frutta fresca mista (fragole, mirtilli, melograni)

Pranzo:

Insalata di spinaci freschi con pomodori ciliegia, feta e noci
1 porzione di pollo alla griglia
1 tazza di verdure miste cotte al vapore
Spuntino pomeridiano:

1 yogurt greco o 1 frutto a scelta

Cena:

100 grammi di tacchino alla griglia
1 porzione di verdure grigliate (peperoni, melanzane, zucchine)
1 porzione di patate dolci al forno

Giorno 3:

Colazione:

2 uova strapazzate con verdure (spinaci, peperoni, cipolle)
1 fetta di pane integrale tostato
1 tazza di tè verde senza zucchero

Spuntino mattutino:

1 porzione di frutta fresca (mele, arance, kiwi)
Pranzo:

Insalata di tonno con lattuga, pomodori, olive e cetrioli
1 porzione di riso integrale
1 tazza di verdure miste cotte al vapore

Spuntino pomeridiano:

1 yogurt magro o 1 frutto a scelta
Cena:

100 grammi di pollo alla griglia
1 porzione di verdure miste cotte al vapore
(carote, piselli, cavolfiori)
1 porzione di quinoa

Giorno 4:

Colazione:

1 tazza di yogurt magro con cereali integrali
1 banana a fette
1 tazza di tè verde senza zucchero

Spuntino mattutino:

1 manciata di noci miste
Pranzo:

Insalata di pollo con lattuga, pomodori, cetrioli e
mais
1 porzione di patate dolci al forno
1 tazza di verdure miste cotte al vapore

Spuntino pomeridiano:

1 yogurt greco o 1 frutto a scelta

Cena:

100 grammi di merluzzo al vapore o alla griglia

Verdure grigliate (zucchine, peperoni, melanzane)
1 porzione di quinoa

Giorno 5:

Colazione:

1 tazza di latte scremato con fiocchi d'avena e frutta fresca tagliata
1 tazza di tè verde senza zucchero

Spuntino mattutino:

1 porzione di frutta fresca mista (fragole, mirtilli, melograni)

Pranzo:

Insalata di gamberetti con lattuga, pomodori, avocado e olive
1 porzione di riso integrale
1 tazza di verdure miste cotte al vapore

Spuntino pomeridiano:

1 yogurt magro o 1 frutto a scelta
Cena:

100 grammi di pollo alla griglia

1 porzione di verdure al wok (peperoni, carote, germogli di soia)
1 porzione di patate dolci al forno

Giorno 6:

Colazione:

1 frittata con 2 uova, spinaci e pomodorini
1 fetta di pane integrale tostato
1 tazza di tè verde senza zucchero

Spuntino mattutino:

1 porzione di frutta fresca (mele, arance, kiwi)

Pranzo:

Insalata di pollo con lattuga, pomodori, cetrioli e mais
1 porzione di riso integrale
1 tazza di verdure miste cotte al vapore

Spuntino pomeridiano:

1 yogurt greco o 1 frutto a scelta

Cena:

100 grammi di salmone al vapore o alla griglia

Verdure cotte a vapore (broccoli, cavolfiori, zucchine)
1 porzione di quinoa

ESERCIZI:

Settimana 1:

Giorno 1:

Riscaldamento: 5-10 minuti di jogging sul posto o skipping.
Esercizio 1: 3 serie da 12-15 ripetizioni di squat.
Esercizio 2: 3 serie da 12-15 ripetizioni di affondi (alternando le gambe).
Esercizio 3: 3 serie da 12-15 ripetizioni di flessioni sulle ginocchia o flessioni complete.
Esercizio 4: 3 serie da 12-15 ripetizioni di plank frontale.
Esercizio 5: 3 serie da 12-15 ripetizioni di crunch addominale.
Raffreddamento: 5-10 minuti di stretching.

Giorno 2:

Riscaldamento: 5-10 minuti di skipping o salto della corda.

Esercizio 1: 3 serie da 12-15 ripetizioni di affondi laterali (alternando le gambe).
Esercizio 2: 3 serie da 12-15 ripetizioni di push-up sulle ginocchia o push-up completi.
Esercizio 3: 3 serie da 12-15 ripetizioni di plank laterale (alternando i lati).
Esercizio 4: 3 serie da 12-15 ripetizioni di mountain climber.
Esercizio 5: 3 serie da 12-15 ripetizioni di sit-up a gambe alzate.
Raffreddamento: 5-10 minuti di stretching.

Giorno 3:

Riscaldamento: 5-10 minuti di marcia sul posto o jogging leggero.
Esercizio 1: 3 serie da 12-15 ripetizioni di squat jump.
Esercizio 2: 3 serie da 12-15 ripetizioni di affondi con salto (alternando le gambe).
Esercizio 3: 3 serie da 12-15 ripetizioni di flessioni complete o flessioni sulle ginocchia.
Esercizio 4: 3 serie da 12-15 ripetizioni di plank con alzata alternata delle braccia.
Esercizio 5: 3 serie da 12-15 ripetizioni di bicicletta addominale.
Raffreddamento: 5-10 minuti di stretching.

Giorno 4:

Riscaldamento: 5-10 minuti di skipping o salto della corda.
Esercizio 1: 3 serie da 12-15 ripetizioni di affondi posteriori (alternando le gambe).
Esercizio 2: 3 serie da 12-15 ripetizioni di push-up con pendenza (utilizzando una sedia o un gradino).
Esercizio 3: 3 serie da 12-15 ripetizioni di plank con sollevamento delle gambe.
Esercizio 4: 3 serie da 12-15 ripetizioni di burpees.
Esercizio 5: 3 serie da 12-15 ripetizioni di crunch obliqui.
Raffreddamento: 5-10 minuti di stretching.

Giorno 5:

Riscaldamento: 5-10 minuti di marcia sul posto o jogging leggero.
Esercizio 1: 3 serie da 12-15 ripetizioni di squat con salto.
Esercizio 2: 3 serie da 12-15 ripetizioni di affondi laterali con salto (alternando le gambe).
Esercizio 3: 3 serie da 12-15 ripetizioni di push-up con clap.
Esercizio 4: 3 serie da 12-15 ripetizioni di plank con alzata delle gambe laterale.

Esercizio 5: 3 serie da 12-15 ripetizioni di sit-up a twist (con torsione del busto).
Raffreddamento: 5-10 minuti di stretching.

Giorno 6 e Giorno 7:
Prenditi un giorno di riposo attivo o fai attività aerobica a basso impatto come una passeggiata, yoga o stretching.

Ricorda che l'intensità e il numero di ripetizioni possono variare in base alle tue capacità fisiche. Ascolta sempre il tuo corpo e fai gli esercizi in modo sicuro.

Settimana 2:

Giorno 1:

Colazione:

1 tazza di yogurt greco con frutta fresca a pezzi (fragole, mirtilli, kiwi)
1 fetta di pane integrale con avocado a fette
1 tazza di tè verde senza zucchero

Spuntino mattutino:

1 porzione di mandorle o noci miste

Pranzo:

Insalata di pollo con lattuga, pomodori, cetrioli, mais e olive nere
1 porzione di quinoa
1 tazza di verdure cotte al vapore (broccoli, carote, cavolfiori)

Spuntino pomeridiano:

1 yogurt magro o 1 frutto a scelta

Cena:

100 grammi di salmone alla griglia con succo di limone
1 porzione di verdure grigliate (zucchine, peperoni, melanzane)
1 porzione di patate dolci al forno

Giorno 2:

Colazione:

1 tazza di latte di mandorle con fiocchi d'avena e una spolverata di cannella
1 mela a fette
1 tazza di tè verde senza zucchero

Spuntino mattutino:

1 porzione di yogurt greco con una manciata di mirtilli

Pranzo:

Insalata di tonno con lattuga, pomodori ciliegia, cetrioli e cipolla rossa
1 porzione di riso integrale
1 tazza di verdure miste cotte al vapore

Spuntino pomeridiano:

1 frutto a scelta o 1 porzione di carote baby con hummus

Cena:

100 grammi di petto di pollo alla griglia con spezie aromatiche
1 porzione di verdure al wok (peperoni, zucchine, cipolla)
1 porzione di quinoa

Giorno 3:

Colazione:

2 uova strapazzate con spinaci e pomodorini
1 fetta di pane integrale tostato
1 tazza di tè verde senza zucchero

Spuntino mattutino:

1 porzione di frutta fresca (arance, kiwi, anguria)

Pranzo:

Insalata di gamberetti con lattuga, pomodori, avocado e olive nere
1 porzione di riso integrale

1 tazza di verdure miste cotte al vapore

Spuntino pomeridiano:

1 yogurt greco o 1 frutto a scelta

Cena:

100 grammi di merluzzo al forno con succo di limone
1 porzione di verdure cotte al vapore (broccoli, carote, cavolfiori)
1 porzione di patate dolci al forno

Giorno 4:

Colazione:

1 tazza di yogurt magro con cereali integrali e una manciata di frutta secca (uvette, mandorle, noci)
1 banana a fette
1 tazza di tè verde senza zucchero

Spuntino mattutino:

1 manciata di noci miste

Pranzo:

Insalata di pollo con lattuga, pomodori, cetrioli e mais
1 porzione di patate dolci al forno
1 tazza di verdure miste cotte al vapore

Spuntino pomeridiano:

1 yogurt magro o 1 frutto a scelta
Cena:

100 grammi di salmone al vapore con erbe aromatiche
Verdure grigliate (zucchine, peperoni, melanzane)
1 porzione di quinoa

Giorno 5:

Colazione:

1 tazza di latte scremato con fiocchi d'avena e frutta fresca tagliata (fragole, mirtilli, kiwi)
1 tazza di tè verde senza zucchero
Spuntino mattutino:

1 porzione di frutta fresca mista (fragole, mirtilli, melograni)
Pranzo:

Insalata di gamberetti con lattuga, pomodori, avocado e olive
1 porzione di riso integrale
1 tazza di verdure miste cotte al vapore
Spuntino pomeridiano:

1 yogurt greco o 1 frutto a scelta
Cena:

100 grammi di pollo alla griglia
1 porzione di verdure al wok (peperoni, carote, germogli di soia)
1 porzione di patate dolci al forno
Giorno 6:

Colazione:

1 frittata con 2 uova, spinaci e pomodorini
1 fetta di pane integrale tostato
1 tazza di tè verde senza zucchero

Spuntino mattutino:

1 porzione di frutta fresca (mele, arance, kiwi)

Pranzo:

Insalata di pollo con lattuga, pomodori, cetrioli e mais
1 porzione di riso integrale

1 tazza di verdure miste cotte al vapore

Spuntino pomeridiano:

1 yogurt greco o 1 frutto a scelta

Cena:

100 grammi di salmone al vapore o alla griglia
Verdure cotte a vapore (broccoli, cavolfiori,
zucchine)
1 porzione di quinoa

ESERCIZI:

Settimana 2:

Giorno 1:

Riscaldamento: 5-10 minuti di jogging sul posto
o skipping.
Esercizio 1: 3 serie da 12-15 ripetizioni di squat
con salto.
Esercizio 2: 3 serie da 12-15 ripetizioni di affondi
inversi (alternando le gambe).
Esercizio 3: 3 serie da 12-15 ripetizioni di
flessioni complete o flessioni sulle ginocchia.
Esercizio 4: 3 serie da 12-15 ripetizioni di plank
frontale con sollevamento alternato delle gambe.

Esercizio 5: 3 serie da 12-15 ripetizioni di crunch addominale con torsione.
Raffreddamento: 5-10 minuti di stretching.

Giorno 2:

Riscaldamento: 5-10 minuti di skipping o salto della corda.
Esercizio 1: 3 serie da 12-15 ripetizioni di affondi laterali con salto e twist del busto (alternando le gambe).
Esercizio 2: 3 serie da 12-15 ripetizioni di push-up con pendenza (utilizzando una sedia o un gradino).
Esercizio 3: 3 serie da 12-15 ripetizioni di plank laterale con sollevamento del braccio.
Esercizio 4: 3 serie da 12-15 ripetizioni di mountain climber con torsione.
Esercizio 5: 3 serie da 12-15 ripetizioni di sit-up a gambe alzate con twist.
Raffreddamento: 5-10 minuti di stretching.

Giorno 3:

Riscaldamento: 5-10 minuti di marcia sul posto o jogging leggero.
Esercizio 1: 3 serie da 12-15 ripetizioni di squat jump con torsione del busto.
Esercizio 2: 3 serie da 12-15 ripetizioni di affondi posteriori con salto (alternando le gambe).

Esercizio 3: 3 serie da 12-15 ripetizioni di flessioni complete con rotazione del busto.
Esercizio 4: 3 serie da 12-15 ripetizioni di plank con alzata delle gambe alternate.
Esercizio 5: 3 serie da 12-15 ripetizioni di bicicletta addominale con torsione.
Raffreddamento: 5-10 minuti di stretching.

Giorno 4:

Riscaldamento: 5-10 minuti di skipping o salto della corda.
Esercizio 1: 3 serie da 12-15 ripetizioni di affondi laterali con salto e alzata del ginocchio (alternando le gambe).
Esercizio 2: 3 serie da 12-15 ripetizioni di push-up con clap.
Esercizio 3: 3 serie da 12-15 ripetizioni di plank con sollevamento delle gambe laterale.
Esercizio 4: 3 serie da 12-15 ripetizioni di burpees con salti laterali.
Esercizio 5: 3 serie da 12-15 ripetizioni di crunch obliqui con torsione del busto.
Raffreddamento: 5-10 minuti di stretching.

Giorno 5:

Riscaldamento: 5-10 minuti di marcia sul posto o jogging leggero.

Esercizio 1: 3 serie da 12-15 ripetizioni di squat con salto e torsione del busto.
Esercizio 2: 3 serie da 12-15 ripetizioni di affondi laterali con salto e alzata del tallone (alternando le gambe).
Esercizio 3: 3 serie da 12-15 ripetizioni di push-up sulle ginocchia o push-up completi con rotazione del busto.
Esercizio 4: 3 serie da 12-15 ripetizioni di plank con alzata delle gambe e torsione del busto.
Esercizio 5: 3 serie da 12-15 ripetizioni di sit-up a twist con alzata delle gambe.
Raffreddamento: 5-10 minuti di stretching.
Giorno 6 e Giorno 7:
Prenditi un giorno di riposo attivo o fai attività aerobica a basso impatto come una passeggiata, yoga o stretching.

Settimana 3:

Giorno 1:

Colazione:

1 tazza di yogurt greco con frutta fresca a pezzi (fragole, mirtilli, kiwi)
1 fetta di pane integrale con una spalmata di burro di mandorle
1 tazza di tè verde senza zucchero

Spuntino mattutino:

1 porzione di mandorle o noci miste

Pranzo:

Insalata di pollo con lattuga, pomodori, cetrioli, mais e olive nere
1 porzione di quinoa
1 tazza di verdure cotte al vapore (broccoli, carote, cavolfiori)

Spuntino pomeridiano:

1 yogurt magro o 1 frutto a scelta
Cena:

100 grammi di salmone alla griglia con succo di limone
1 porzione di verdure grigliate (zucchine, peperoni, melanzane)

1 porzione di patate dolci al forno

Giorno 2:

Colazione:

1 tazza di latte di mandorle con fiocchi d'avena e una spolverata di cannella
1 mela a fette
1 tazza di tè verde senza zucchero

Spuntino mattutino:

1 porzione di yogurt greco con una manciata di mirtilli

Pranzo:

Insalata di tonno con lattuga, pomodori ciliegia, cetrioli e cipolla rossa
1 porzione di riso integrale
1 tazza di verdure miste cotte al vapore

Spuntino pomeridiano:

1 frutto a scelta o 1 porzione di carote baby con hummus

Cena:

100 grammi di petto di pollo alla griglia con spezie aromatiche
1 porzione di verdure al wok (peperoni, zucchine, cipolla)
1 porzione di quinoa

Giorno 3:

Colazione:

2 uova strapazzate con spinaci e pomodorini
1 fetta di pane integrale tostato
1 tazza di tè verde senza zucchero

Spuntino mattutino:

1 porzione di frutta fresca (arance, kiwi, anguria)

Pranzo:

Insalata di gamberetti con lattuga, pomodori, avocado e olive nere
1 porzione di riso integrale

1 tazza di verdure miste cotte al vapore

Spuntino pomeridiano:

1 yogurt greco o 1 frutto a scelta

Cena:

100 grammi di merluzzo al forno con succo di limone
1 porzione di verdure cotte al vapore (broccoli, carote, cavolfiori)
1 porzione di patate dolci al forno

Giorno 4:

Colazione:

1 tazza di yogurt magro con cereali integrali e una manciata di frutta secca (uvette, mandorle, noci)
1 banana a fette
1 tazza di tè verde senza zucchero

Spuntino mattutino:

1 manciata di noci miste

Pranzo:

Insalata di pollo con lattuga, pomodori, cetrioli e mais
1 porzione di patate dolci al forno
1 tazza di verdure miste cotte al vapore

Spuntino pomeridiano:

1 yogurt magro o 1 frutto a scelta
Cena:

100 grammi di salmone al vapore con erbe aromatiche
Verdure grigliate (zucchine, peperoni, melanzane)
1 porzione di quinoa

Giorno 5:

Colazione:

1 tazza di latte scremato con fiocchi d'avena e frutta fresca tagliata (fragole, mirtilli, kiwi)
1 tazza di tè verde senza zucchero

Spuntino mattutino:

1 porzione di frutta fresca mista (fragole, mirtilli, melograni)

Pranzo:

Insalata di gamberetti con lattuga, pomodori, avocado e olive
1 porzione di riso integrale
1 tazza di verdure miste cotte al vapore

Spuntino pomeridiano:

1 yogurt greco o 1 frutto a scelta

Cena:

100 grammi di pollo alla griglia
1 porzione di verdure al wok (peperoni, carote, germogli di soia)
1 porzione di patate dolci al forno

Giorno 6:

Colazione:

1 frittata con 2 uova, spinaci e pomodorini
1 fetta di pane integrale tostato
1 tazza di tè verde senza zucchero

Spuntino mattutino:

1 porzione di frutta fresca (mele, arance, kiwi)

Giorno 2:

Colazione:

1 tazza di latte di mandorle con fiocchi d'avena e
una spolverata di cannella
1 mela a fette
1 tazza di tè verde senza zucchero

Spuntino mattutino:

1 porzione di yogurt greco con una manciata di
mirtilli

Pranzo:

Insalata di tonno con lattuga, pomodori ciliegia,
cetrioli e cipolla rossa
1 porzione di riso integrale
1 tazza di verdure miste cotte al vapore

Spuntino pomeridiano:

1 frutto a scelta o 1 porzione di carote baby con
hummus

Cena:

100 grammi di petto di pollo alla griglia con
spezie aromatiche

1 porzione di verdure al wok (peperoni, zucchine, cipolla)
1 porzione di quinoa

Giorno 3:

Colazione:

2 uova strapazzate con spinaci e pomodorini
1 fetta di pane integrale tostato
1 tazza di tè verde senza zucchero

Spuntino mattutino:

1 porzione di frutta fresca (arance, kiwi, anguria)

Pranzo:

Insalata di gamberetti con lattuga, pomodori, avocado e olive nere
1 porzione di riso integrale
1 tazza di verdure miste cotte al vapore

Spuntino pomeridiano:

1 yogurt greco o 1 frutto a scelta

Cena:

100 grammi di merluzzo al forno con succo di limone
1 porzione di verdure cotte al vapore (broccoli, carote, cavolfiori)
1 porzione di patate dolci al forno

Giorno 4:

Colazione:

1 tazza di yogurt magro con cereali integrali e una manciata di frutta secca (uvette, mandorle, noci)
1 banana a fette
1 tazza di tè verde senza zucchero

Spuntino mattutino:

1 manciata di noci miste

Pranzo:

Insalata di pollo con lattuga, pomodori, cetrioli e mais
1 porzione di patate dolci al forno
1 tazza di verdure miste cotte al vapore

Spuntino pomeridiano:

1 yogurt magro o 1 frutto a scelta

Cena:

100 grammi di salmone al vapore con erbe aromatiche
Verdure grigliate (zucchine, peperoni, melanzane)
1 porzione di quinoa

Giorno 5:

Colazione:

1 tazza di latte scremato con fiocchi d'avena e frutta fresca tagliata (fragole, mirtilli, kiwi)
1 tazza di tè verde senza zucchero

Spuntino mattutino:

1 porzione di frutta fresca mista (fragole, mirtilli, melograni)

Pranzo:

Insalata di gamberetti con lattuga, pomodori, avocado e olive
1 porzione di riso integrale

1 tazza di verdure miste cotte al vapore

Spuntino pomeridiano:

1 yogurt greco o 1 frutto a scelta

Cena:

100 grammi di pollo alla griglia
1 porzione di verdure al wok (peperoni, carote, germogli di soia)
1 porzione di patate dolci al forno

Giorno 6:

Colazione:

1 frittata con 2 uova, spinaci e pomodorini
1 fetta di pane integrale tostato
1 tazza di tè verde senza zucchero
Spuntino mattutino:

1 porzione di frutta fresca (mele, arance, kiwi)
Pranzo:

Insalata di pollo con lattuga, pomodori, cetrioli e mais
1 porzione di riso integrale
1 tazza di verdure miste cotte al vapore
Spuntino pomeridiano:

1 yogurt greco o 1 frutto a scelta
Cena:

100 grammi di salmone al vapore o alla griglia
Verdure cotte a vapore (broccoli, cavolfiori,
zucchine)
1 porzione di quinoa

ESERCIZI:

Settimana 4:

Giorno 1:

Riscaldamento: 5-10 minuti di jogging sul posto
o skipping.
Esercizio 1: 3 serie da 12-15 ripetizioni di squat
con salto e alzata del tallone.
Esercizio 2: 3 serie da 12-15 ripetizioni di affondi
laterali con salto e twist del busto (alternando le
gambe).
Esercizio 3: 3 serie da 12-15 ripetizioni di
flessioni complete o flessioni sulle ginocchia con
rotazione del busto.
Esercizio 4: 3 serie da 12-15 ripetizioni di plank
frontale con alzata alternata delle gambe e alzata
del braccio.
Esercizio 5: 3 serie da 12-15 ripetizioni di crunch
addominale con alzata delle gambe e twist.

Raffreddamento: 5-10 minuti di stretching.

Giorno 2:

Riscaldamento: 5-10 minuti di skipping o salto della corda.
Esercizio 1: 3 serie da 12-15 ripetizioni di affondi inversi con salto e alzata del ginocchio (alternando le gambe).
Esercizio 2: 3 serie da 12-15 ripetizioni di push-up con pendenza (utilizzando una sedia o un gradino) e twist del busto.
Esercizio 3: 3 serie da 12-15 ripetizioni di plank laterale con sollevamento del braccio e torsione del busto.
Esercizio 4: 3 serie da 12-15 ripetizioni di mountain climber con torsione del busto.
Esercizio 5: 3 serie da 12-15 ripetizioni di sit-up a gambe alzate con twist e alzata delle braccia.
Raffreddamento: 5-10 minuti di stretching.

Giorno 3:

Riscaldamento: 5-10 minuti di marcia sul posto o jogging leggero.
Esercizio 1: 3 serie da 12-15 ripetizioni di squat jump con torsione del busto e alzata del tallone.
Esercizio 2: 3 serie da 12-15 ripetizioni di affondi posteriori con salto e twist del busto (alternando le gambe).

Esercizio 3: 3 serie da 12-15 ripetizioni di flessioni complete con rotazione del busto e alzata delle braccia.

Esercizio 4: 3 serie da 12-15 ripetizioni di plank con alzata delle gambe alternate e torsione del busto.

Esercizio 5: 3 serie da 12-15 ripetizioni di bicicletta addominale con torsione del busto e alzata delle braccia.

Raffreddamento: 5-10 minuti di stretching.

Giorno 4:

Riscaldamento: 5-10 minuti di skipping o salto della corda.

Esercizio 1: 3 serie da 12-15 ripetizioni di affondi laterali con salto e alzata del ginocchio (alternando le gambe).

Esercizio 2: 3 serie da 12-15 ripetizioni di push-up con clap e twist del busto.

Esercizio 3: 3 serie da 12-15 ripetizioni di plank con sollevamento delle gambe laterale e alzata del braccio.

Esercizio 4: 3 serie da 12-15 ripetizioni di burpees con salti laterali e torsione del busto.

Esercizio 5: 3 serie da 12-15 ripetizioni di crunch obliqui con torsione del busto e alzata del braccio.

Raffreddamento: 5-10 minuti di stretching.

Giorno 5:

Riscaldamento: 5-10 minuti di marcia sul posto o jogging leggero.
Esercizio 1: 3 serie da 12-15 ripetizioni di squat con salto e torsione del busto.
Esercizio 2: 3 serie da 12-15 ripetizioni di affondi laterali con salto e alzata del tallone (alternando le gambe).
Esercizio 3: 3 serie da 12-15 ripetizioni di push-up sulle ginocchia o push-up completi con rotazione del busto.
Esercizio 4: 3 serie da 12-15 ripetizioni di plank con alzata delle gambe e torsione del busto.
Esercizio 5: 3 serie da 12-15 ripetizioni di sit-up a twist con alzata delle gambe.
Raffreddamento: 5-10 minuti di stretching.

Giorno 6 e Giorno 7:

Prenditi un giorno di riposo attivo o fai attività aerobica a basso impatto come una passeggiata, yoga o stretching.

Settimana 5:

Giorno 1:

Colazione:

1 tazza di yogurt greco con frutta fresca a pezzi (fragole, mirtilli, kiwi)
1 fetta di pane integrale con una spalmata di burro di mandorle
1 tazza di tè verde senza zucchero

Spuntino mattutino:

1 porzione di mandorle o noci miste

Pranzo:

Insalata di pollo con lattuga, pomodori, cetrioli, mais e olive nere
1 porzione di quinoa
1 tazza di verdure cotte al vapore (broccoli, carote, cavolfiori)

Spuntino pomeridiano:

1 yogurt magro o 1 frutto a scelta
Cena:

100 grammi di salmone alla griglia con succo di limone
1 porzione di verdure grigliate (zucchine, peperoni, melanzane)
1 porzione di patate dolci al forno

Giorno 2:

Colazione:

1 tazza di latte di mandorle con fiocchi d'avena e una spolverata di cannella
1 mela a fette
1 tazza di tè verde senza zucchero

Spuntino mattutino:

1 porzione di yogurt greco con una manciata di mirtilli

Pranzo:

Insalata di tonno con lattuga, pomodori ciliegia, cetrioli e cipolla rossa
1 porzione di riso integrale
1 tazza di verdure miste cotte al vapore

Spuntino pomeridiano:

1 frutto a scelta o 1 porzione di carote baby con hummus

Cena:

100 grammi di petto di pollo alla griglia con spezie aromatiche
1 porzione di verdure al wok (peperoni, zucchine, cipolla)
1 porzione di quinoa

Giorno 3:

Colazione:

2 uova strapazzate con spinaci e pomodorini
1 fetta di pane integrale tostato
1 tazza di tè verde senza zucchero

Spuntino mattutino:

1 porzione di frutta fresca (arance, kiwi, anguria)

Pranzo:

Insalata di gamberetti con lattuga, pomodori, avocado e olive nere
1 porzione di riso integrale

1 tazza di verdure miste cotte al vapore

Spuntino pomeridiano:

1 yogurt greco o 1 frutto a scelta

Cena:

100 grammi di merluzzo al forno con succo di
limone
1 porzione di verdure cotte al vapore (broccoli,
carote, cavolfiori)
1 porzione di patate dolci al forno

Giorno 4:

Colazione:

1 tazza di yogurt magro con cereali integrali e
una manciata di frutta secca (uvette, mandorle,
noci)
1 banana a fette
1 tazza di tè verde senza zucchero

Spuntino mattutino:

1 manciata di noci miste

Pranzo:

Insalata di pollo con lattuga, pomodori, cetrioli e mais
1 porzione di patate dolci al forno
1 tazza di verdure miste cotte al vapore

Spuntino pomeridiano:

1 yogurt magro o 1 frutto a scelta

Cena:

100 grammi di salmone al vapore con erbe aromatiche
Verdure grigliate (zucchine, peperoni, melanzane)
1 porzione di quinoa

Giorno 5:

Colazione:

1 tazza di latte scremato con fiocchi d'avena e frutta fresca tagliata (fragole, mirtilli, kiwi)
1 tazza di tè verde senza zucchero

Spuntino mattutino:

1 porzione di frutta fresca mista (fragole, mirtilli, melograni)

Pranzo:

Insalata di gamberetti con lattuga, pomodori, avocado e olive
1 porzione di riso integrale
1 tazza di verdure miste cotte al vapore

Spuntino pomeridiano:

1 yogurt greco o 1 frutto a scelta

Cena:

100 grammi di pollo alla griglia
1 porzione di verdure al wok (peperoni, carote, germogli di soia)
1 porzione di patate dolci al forno

Giorno 6:

Colazione:

1 frittata con 2 uova, spinaci e pomodorini
1 fetta di pane integrale tostato
1 tazza di tè verde senza zucchero

Spuntino mattutino:

1 porzione di frutta fresca (mele, arance, kiwi)

Pranzo:

Insalata di pollo con lattuga, pomodori, cetrioli e mais
1 porzione di riso integrale
1 tazza di verdure miste cotte al vapore

Spuntino pomeridiano:

1 yogurt greco o 1 frutto a scelta

Cena:

100 grammi di salmone al vapore o alla griglia
Verdure cotte a vapore (broccoli, cavolfiori, zucchine)
1 porzione di quinoa

ESERCIZI:

Settimana 5:

Giorno 1:

Riscaldamento: 5-10 minuti di jogging sul posto o skipping.

Esercizio 1: 3 serie da 12-15 ripetizioni di squat con salto e alzata del tallone.

Esercizio 2: 3 serie da 12-15 ripetizioni di affondi laterali con salto e twist del busto (alternando le gambe).

Esercizio 3: 3 serie da 12-15 ripetizioni di flessioni complete o flessioni sulle ginocchia con rotazione del busto.

Esercizio 4: 3 serie da 12-15 ripetizioni di plank frontale con alzata alternata delle gambe e alzata del braccio.

Esercizio 5: 3 serie da 12-15 ripetizioni di crunch addominale con alzata delle gambe e twist.

Raffreddamento: 5-10 minuti di stretching.

Giorno 2:

Riscaldamento: 5-10 minuti di skipping o salto della corda.

Esercizio 1: 3 serie da 12-15 ripetizioni di affondi inversi con salto e alzata del ginocchio (alternando le gambe).

Esercizio 2: 3 serie da 12-15 ripetizioni di push-up con pendenza (utilizzando una sedia o un gradino) e twist del busto.

Esercizio 3: 3 serie da 12-15 ripetizioni di plank laterale con sollevamento del braccio e torsione del busto.

Esercizio 4: 3 serie da 12-15 ripetizioni di mountain climber con torsione del busto.

Esercizio 5: 3 serie da 12-15 ripetizioni di sit-up a gambe alzate con twist e alzata delle braccia.
Raffreddamento: 5-10 minuti di stretching.

Giorno 3:

Riscaldamento: 5-10 minuti di marcia sul posto o jogging leggero.
Esercizio 1: 3 serie da 12-15 ripetizioni di squat jump con torsione del busto e alzata del tallone.
Esercizio 2: 3 serie da 12-15 ripetizioni di affondi posteriori con salto e twist del busto (alternando le gambe).
Esercizio 3: 3 serie da 12-15 ripetizioni di flessioni complete con rotazione del busto e alzata delle braccia.
Esercizio 4: 3 serie da 12-15 ripetizioni di plank con alzata delle gambe alternate e torsione del busto.
Esercizio 5: 3 serie da 12-15 ripetizioni di bicicletta addominale con torsione del busto e alzata delle braccia.
Raffreddamento: 5-10 minuti di stretching.

Giorno 4:

Riscaldamento: 5-10 minuti di skipping o salto della corda.

Esercizio 1: 3 serie da 12-15 ripetizioni di affondi laterali con salto e alzata del ginocchio (alternando le gambe).
Esercizio 2: 3 serie da 12-15 ripetizioni di push-up con clap e twist del busto.
Esercizio 3: 3 serie da 12-15 ripetizioni di plank con sollevamento delle gambe laterale e alzata del braccio.
Esercizio 4: 3 serie da 12-15 ripetizioni di burpees con salti laterali e torsione del busto.
Esercizio 5: 3 serie da 12-15 ripetizioni di crunch obliqui con torsione del busto e alzata del braccio.
Raffreddamento: 5-10 minuti di stretching.

Giorno 5:

Riscaldamento: 5-10 minuti di marcia sul posto o jogging leggero.
Esercizio 1: 3 serie da 12-15 ripetizioni di squat con salto e torsione del busto.
Esercizio 2: 3 serie da 12-15 ripetizioni di affondi laterali con salto e alzata del tallone (alternando le gambe).
Esercizio 3: 3 serie da 12-15 ripetizioni di push-up sulle ginocchia o push-up completi con rotazione del busto.
Esercizio 4: 3 serie da 12-15 ripetizioni di plank con alzata delle gambe e torsione del busto.

Esercizio 5: 3 serie da 12-15 ripetizioni di sit-up a twist con alzata delle gambe.
Raffreddamento: 5-10 minuti di stretching.
Giorno 6 e Giorno 7:
Prenditi un giorno di riposo attivo o fai attività aerobica a basso impatto come una passeggiata, yoga o stretching.

Settimana 6:

Giorno 1:

Colazione:

1 tazza di yogurt greco con frutta fresca a pezzi (fragole, mirtilli, kiwi)
1 fetta di pane integrale con una spalmata di burro di mandorle
1 tazza di tè verde senza zucchero

Spuntino mattutino:

1 porzione di mandorle o noci miste

Pranzo:

Insalata di pollo con lattuga, pomodori, cetrioli, mais e olive nere
1 porzione di quinoa
1 tazza di verdure cotte al vapore (broccoli, carote, cavolfiori)

Spuntino pomeridiano:

1 yogurt magro o 1 frutto a scelta

Cena:

100 grammi di salmone alla griglia con succo di limone
1 porzione di verdure grigliate (zucchine, peperoni, melanzane)
1 porzione di patate dolci al forno

Giorno 2:

Colazione:

1 tazza di latte di mandorle con fiocchi d'avena e una spolverata di cannella
1 mela a fette
1 tazza di tè verde senza zucchero

Spuntino mattutino:

1 porzione di yogurt greco con una manciata di mirtilli

Pranzo:

Insalata di tonno con lattuga, pomodori ciliegia, cetrioli e cipolla rossa
1 porzione di riso integrale
1 tazza di verdure miste cotte al vapore

Spuntino pomeridiano:

1 frutto a scelta o 1 porzione di carote baby con hummus

Cena:

100 grammi di petto di pollo alla griglia con spezie aromatiche
1 porzione di verdure al wok (peperoni, zucchine, cipolla)
1 porzione di quinoa

Giorno 3:

Colazione:

2 uova strapazzate con spinaci e pomodorini
1 fetta di pane integrale tostato
1 tazza di tè verde senza zucchero

Spuntino mattutino:

1 porzione di frutta fresca (arance, kiwi, anguria)

Pranzo:

Insalata di gamberetti con lattuga, pomodori, avocado e olive nere
1 porzione di riso integrale

1 tazza di verdure miste cotte al vapore

Spuntino pomeridiano:

1 yogurt greco o 1 frutto a scelta

Cena:

100 grammi di merluzzo al forno con succo di limone
1 porzione di verdure cotte al vapore (broccoli, carote, cavolfiori)
1 porzione di patate dolci al forno

Giorno 4:

Colazione:

1 tazza di yogurt magro con cereali integrali e una manciata di frutta secca (uvette, mandorle, noci)
1 banana a fette
1 tazza di tè verde senza zucchero

Spuntino mattutino:

1 manciata di noci miste

Pranzo:

Insalata di pollo con lattuga, pomodori, cetrioli e
mais
1 porzione di patate dolci al forno
1 tazza di verdure miste cotte al vapore

Spuntino pomeridiano:

1 yogurt magro o 1 frutto a scelta

Cena:

100 grammi di salmone al vapore con erbe
aromatiche
Verdure grigliate (zucchine, peperoni,
melanzane)
1 porzione di quinoa

Giorno 5:

Colazione:

1 tazza di latte scremato con fiocchi d'avena e
frutta fresca tagliata (fragole, mirtilli, kiwi)
1 tazza di tè verde senza zucchero

Spuntino mattutino:

1 porzione di frutta fresca mista (fragole, mirtilli, melograni)

Pranzo:

Insalata di gamberetti con lattuga, pomodori, avocado e olive
1 porzione di riso integrale
1 tazza di verdure miste cotte al vapore

Spuntino pomeridiano:

1 yogurt greco o 1 frutto a scelta

Cena:

100 grammi di pollo alla griglia
1 porzione di verdure al wok (peperoni, carote, germogli di soia)
1 porzione di patate dolci al forno

Giorno 6:

Colazione:

1 frittata con 2 uova, spinaci e pomodorini
1 fetta di pane integrale tostato
1 tazza di tè verde senza zucchero

Spuntino mattutino:

1 porzione di frutta fresca (mele, arance, kiwi)

Pranzo:

Insalata di pollo con lattuga, pomodori, cetrioli e
mais
1 porzione di riso integrale
1 tazza di verdure miste cotte al vapore

Spuntino pomeridiano:

1 yogurt greco o 1 frutto a scelta

Cena:

100 grammi di salmone al vapore o alla griglia
Verdure cotte a vapore (broccoli, cavolfiori,
zucchine)
1 porzione di quinoa

ESERCIZI:

Settimana 6:

Giorno 1:

Riscaldamento: 5-10 minuti di jogging sul posto
o skipping.

Esercizio 1: 3 serie da 12-15 ripetizioni di squat con salto e alzata del tallone.
Esercizio 2: 3 serie da 12-15 ripetizioni di affondi laterali con salto e twist del busto (alternando le gambe).
Esercizio 3: 3 serie da 12-15 ripetizioni di flessioni complete o flessioni sulle ginocchia con rotazione del busto.
Esercizio 4: 3 serie da 12-15 ripetizioni di plank frontale con alzata alternata delle gambe e alzata del braccio.
Esercizio 5: 3 serie da 12-15 ripetizioni di crunch addominale con alzata delle gambe e twist.
Raffreddamento: 5-10 minuti di stretching.

Giorno 2:

Riscaldamento: 5-10 minuti di skipping o salto della corda.
Esercizio 1: 3 serie da 12-15 ripetizioni di affondi inversi con salto e alzata del ginocchio (alternando le gambe).
Esercizio 2: 3 serie da 12-15 ripetizioni di push-up con pendenza (utilizzando una sedia o un gradino) e twist del busto.
Esercizio 3: 3 serie da 12-15 ripetizioni di plank laterale con sollevamento del braccio e torsione del busto.
Esercizio 4: 3 serie da 12-15 ripetizioni di mountain climber con torsione del busto.

Esercizio 5: 3 serie da 12-15 ripetizioni di sit-up a gambe alzate con twist e alzata delle braccia.
Raffreddamento: 5-10 minuti di stretching.

Giorno 3:

Riscaldamento: 5-10 minuti di marcia sul posto o jogging leggero.
Esercizio 1: 3 serie da 12-15 ripetizioni di squat jump con torsione del busto e alzata del tallone.
Esercizio 2: 3 serie da 12-15 ripetizioni di affondi posteriori con salto e twist del busto (alternando le gambe).
Esercizio 3: 3 serie da 12-15 ripetizioni di flessioni complete con rotazione del busto e alzata delle braccia.
Esercizio 4: 3 serie da 12-15 ripetizioni di plank con alzata delle gambe alternate e torsione del busto.
Esercizio 5: 3 serie da 12-15 ripetizioni di bicicletta addominale con torsione del busto e alzata delle braccia.
Raffreddamento: 5-10 minuti di stretching.

Giorno 4:

Riscaldamento: 5-10 minuti di skipping o salto della corda.

Esercizio 1: 3 serie da 12-15 ripetizioni di affondi laterali con salto e alzata del ginocchio (alternando le gambe).
Esercizio 2: 3 serie da 12-15 ripetizioni di push-up con clap e twist del busto.
Esercizio 3: 3 serie da 12-15 ripetizioni di plank con sollevamento delle gambe laterale e alzata del braccio.
Esercizio 4: 3 serie da 12-15 ripetizioni di burpees con salti laterali e torsione del busto.
Esercizio 5: 3 serie da 12-15 ripetizioni di crunch obliqui con torsione del busto e alzata del braccio.
Raffreddamento: 5-10 minuti di stretching.

Giorno 5:

Riscaldamento: 5-10 minuti di marcia sul posto o jogging leggero.

Esercizio 1: 3 serie da 12-15 ripetizioni di squat con salto e torsione del busto.
Esercizio 2: 3 serie da 12-15 ripetizioni di affondi laterali con salto e alzata del tallone (alternando le gambe).
Esercizio 3: 3 serie da 12-15 ripetizioni di push-up sulle ginocchia o push-up completi con rotazione del busto.
Esercizio 4: 3 serie da 12-15 ripetizioni di plank con alzata delle gambe e torsione del busto.

Esercizio 5: 3 serie da 12-15 ripetizioni di sit-up a twist con alzata delle gambe.

Raffreddamento: 5-10 minuti di stretching.

Giorno 6 e Giorno 7:

Prenditi un giorno di riposo attivo o fai attività aerobica a basso impatto come una passeggiata, yoga o stretching.

CONCLUSIONE

Congratulazioni per aver completato la lettura di questo libro dedicato alla perdita di peso e al raggiungimento di uno stile di vita sano. Durante il percorso, hai imparato l'importanza di combinare una dieta equilibrata con un programma di allenamento regolare per ottenere risultati duraturi.

Ricorda che il processo di perdita di peso è un impegno a lungo termine e richiede pazienza, dedizione e perseveranza. Non esistono soluzioni magiche o scorciatoie per raggiungere i tuoi obiettivi. È fondamentale adottare uno stile di vita sano che includa scelte alimentari consapevoli e un'attività fisica costante.

Oltre ai vantaggi estetici della perdita di peso, è importante ricordare che l'obiettivo principale è migliorare la tua salute complessiva. Ridurre il peso in eccesso può contribuire a ridurre il rischio di malattie croniche come diabete, malattie cardiache e alcune forme di cancro.

Continua a utilizzare le conoscenze acquisite in questo libro come guida per prenderti cura del tuo corpo e della tua mente. Sii gentile con te stesso e ricorda che è normale avere alti e bassi lungo il percorso. Non lasciare che i momenti di difficoltà ti scoraggino, ma utilizzali come opportunità per imparare, crescere e trovare strategie che funzionino meglio per te.

Sebbene questo libro ti abbia fornito una base solida di conoscenze, è sempre consigliabile consultare un professionista del fitness o un medico per un'adeguata valutazione e consulenza personalizzata. Ognuno ha esigenze e condizioni fisiche diverse, quindi è importante adattare le raccomandazioni in base alle tue specifiche circostanze.

Ricorda che il cambiamento richiede tempo e impegno. Sii paziente e costante nel tuo percorso di perdita di peso. Celebra ogni piccolo progresso e sii fiero di te stesso per ogni obiettivo raggiunto.

Ti auguro il massimo successo nel raggiungimento dei tuoi obiettivi di perdita di peso e nel creare uno stile di vita sano e felice. Sii consapevole del potere che hai nelle tue mani per plasmare il tuo futuro. Prenditi cura di te stesso e vivi la vita al massimo potenziale.

Se il libro ti è piaciuto, lasciaci una recensione a 5 stelle da dove lo hai acquisito!

Grazie

L'autore
Giovanni Marino

www.ingramcontent.com/pod-product-compliance
Lightning Source LLC
Chambersburg PA
CBHW051844250726
48659CB00005B/2004